CONTRIBUTION A L'ÉTUDE

DE LA

FAIBLESSE CONGÉNITALE

ET EN PARTICULIER

DE SON TRAITEMENT

PAR

Fernand OLIVET

Docteur en Médecine

ANCIEN INTERNE DES HOPITAUX DE NIMES

ANCIEN PROFESSEUR-ADJOINT D'ACCOUCHEMENT A LA MATERNITÉ DU GARD

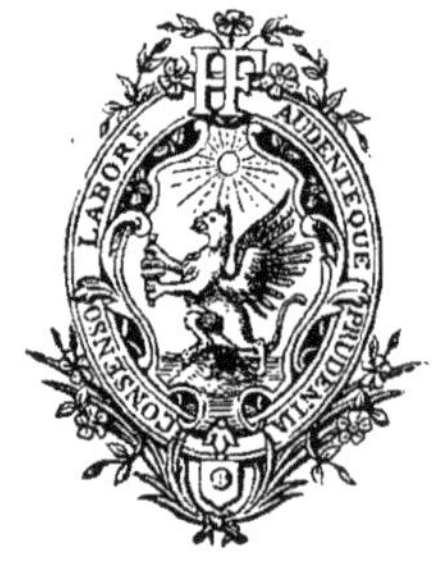

MONTPELLIER

IMPRIMERIE CENTRALE DU MIDI

(Hamelin Frères)

1893

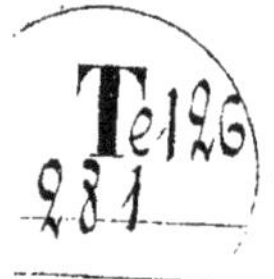

CONTRIBUTION A L'ÉTUDE

DE LA

FAIBLESSE CONGÉNITALE

ET EN PARTICULIER

DE SON TRAITEMENT

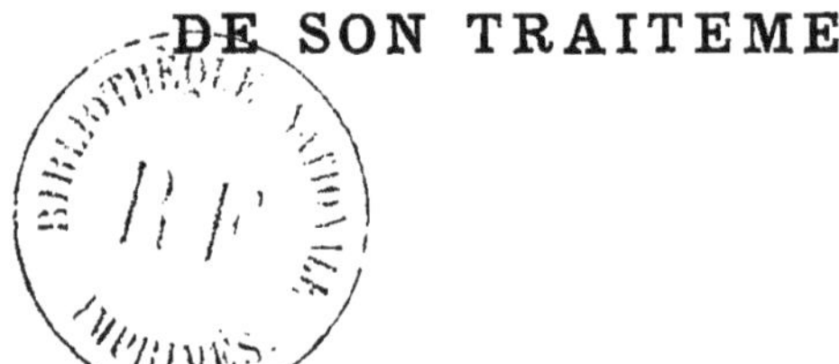

CONTRIBUTION A L'ÉTUDE

DE LA

FAIBLESSE CONGÉNITALE

ET EN PARTICULIER

DE SON TRAITEMENT

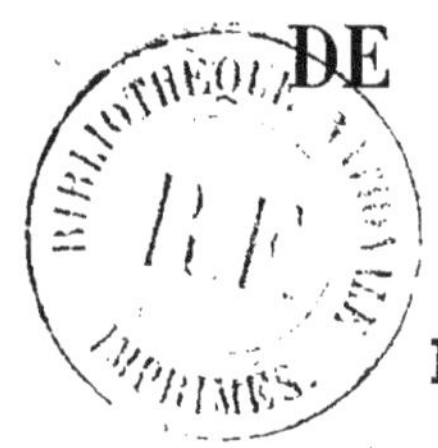

PAR

Fernand OLIVET

Docteur en Médecine

ANCIEN INTERNE DES HOPITAUX DE NIMES

ANCIEN PROFESSEUR-ADJOINT D'ACCOUCHEMENT A LA MATERNITÉ DU GARD

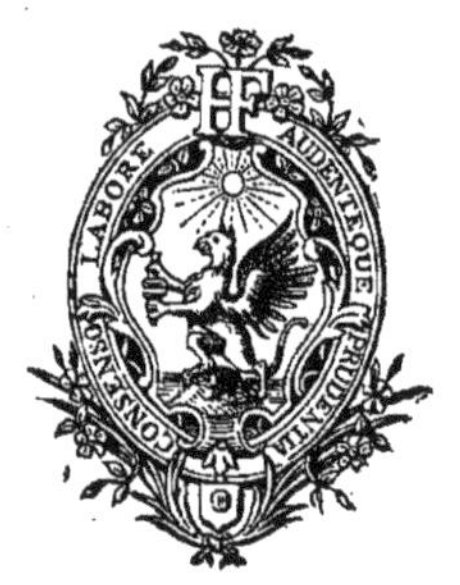

MONTPELLIER
IMPRIMERIE CENTRALE DU MIDI
(Hamelin Frères)

1893

A LA MÉMOIRE DE MON PÈRE

A MA MÈRE

A MON FRÈRE

A MES PARENTS

A MES AMIS

F. OLIVET.

A MON PRÉSIDENT DE THÈSE

MONSIEUR LE PROFESSEUR GRYNFELTT

A M. LE PROFESSEUR AGRÉGÉ BAUMEL

Chargé du Cours de clinique des maladies des enfants.

A MES MAITRES

DANS LES HOPITAUX DE NIMES

F. OLIVET.

INTRODUCTION

Tout le monde sait combien est grande la mortalité du premier âge. L'attention a été depuis longtemps attirée sur cette question, et l'Académie de médecine a consacré de nombreuses séances à son étude et aux remèdes utiles à la prévenir. Aussi bien ne saurait-on trop, en France plus qu'ailleurs, où de tous côtés on signale la dépopulation, s'efforcer d'en abaisser le taux.

Les causes de cette mortalité excessive sont nombreuses, mais on ne saurait nier que, parmi elles, la naissance avant terme, et la faiblesse congénitale qui en résulte, n'occupe une place très importante. Devilliers, classant par ordre de fréquence les grandes causes de la mortalité infantile, lui donne le deuxième rang.

Nous avons eu l'occasion d'observer, en très peu de temps, trois cas de faiblesse congénitale, et nous avons entendu M. le professeur agrégé Baumel, dans le service duquel ils étaient traités, faire une leçon à ce sujet. C'est pourquoi, et guidé surtout par l'intérêt éminemment pratique qui s'attachait à la question, nous avons cru bien faire en prenant pour sujet de notre dissertation inaugurale l'étude de cette faiblesse congénitale et surtout de son traitement.

Les circonstances nous l'eussent-elles permis, il nous eût été alors même impossible de faire une œuvre originale. Mais telle n'est pas notre prétention et tout autre est notre but.

Nous voulons simplement, en apportant ici notre bien modeste contribution, montrer en pareil cas la conduite à tenir et l'hygiène à poursuivre, les moyens, en un mot, grâce auxquels on pourra éviter beaucoup de désastres et faire vivre des enfants destinés sans cela à une mort certaine.

Notre sujet est divisé en cinq chapitres :

Dans un premier chapitre, après avoir indiqué l'état que nous voulons désigner sous la dénomination de faiblesse congénitale, nous étudions rapidement son étiologie.

Le deuxième est consacré à sa symptomatologie et à son diagnostic.

L'évolution comprend un troisième chapitre.

Nous nous étendons longuement sur le traitement dans un quatrième.

La dernière partie est réservée à l'exposition des observations qui nous ont donné la première idée de ce travail.

Nous terminons enfin par les quelques conclusions qui nous paraissent se dégager de notre étude.

Que M. le professeur Grynfeltt veuille bien agréer l'hommage de notre respectueuse gratitude pour l'honneur qu'il nous a fait en acceptant la présidence de cette thèse.

Nous remercions bien sincèrement M. le professeur agrégé Baumel pour les conseils qu'il nous a donnés.

Nous n'oublierons pas non plus l'extrême obligeance avec laquelle M. le Dr P. Puech, chef de clinique à la Faculté, s'est mis à notre disposition pour nous aider dans notre travail.

Enfin, nous tenons à remercier notre ami M. Malzac, aide de clinique des maladies des enfants, du concours qu'il nous a prêté pour les détails de nos observations.

CONTRIBUTION A L'ÉTUDE

DE

LA FAIBLESSE CONGÉNITALE

ET EN PARTICULIER

DE SON TRAITEMENT

CHAPITRE PREMIER

DÉFINITION. — ÉTIOLOGIE

Sous la dénomination de faiblesse congénitale, nous voulons désigner l'état organique et fonctionnel que présentent surtout les enfants nés avant terme, ou du moins à une époque notable avant la fin normale de la grossesse. Sans doute, à côté de cet état il en est d'autres qu'on serait tenté de confondre sous la même dénomination et de ranger sous la même forme; mais, si le même traitement peut leur être appliqué, ils en sont différents au double point de vue de leur cause et de leur pronostic.

Ainsi nous voulons parler de ces enfants qui, nés chétifs, malingres, avec un poids bien inférieur à la normale, présentent néanmoins une vitalité et une énergie qu'on ne soupçonnerait jamais d'après la simple pesée. Ce sont des sujets nés à terme ou près du terme, mais qui, pour des causes diverses —souffrances de l'organe maternel ou altérations du placenta — ont langui dans leur nutrition, ont été entravés dans leur accroissement, en un mot, n'ont pu se développer assez complètement pour que, dès leur naissance, leurs fonctions s'établissent actives et régulières. Mais ils sont pressés de réparer leur perte ou plutôt de gagner l'appoint qui leur manque. « Et en fait, comme le dit Guéniot, les enfants de cette classe n'ont de la faiblesse congénitale pour ainsi dire que l'apparence. Leurs organes, quoique faibles et peu volumineux, ont parcouru toutes les phases de l'évolution intra-utérine et il est aisé de voir qu'ils sont aptes à fonctionner. »

C'est pourquoi, sans nier toutefois que certains enfants bien que nés à terme peuvent présenter des symptômes de faiblesse congénitale, — respiration rare, peu profonde, irrégulière; circulation mal établie; appétit nul ou presque nul, digestion plus ou moins troublée, — nous nous en tiendrons surtout à notre définition: la faiblesse congénitale est le plus souvent la conséquence d'une naissance prématurée, soit que l'accouchement ait été spontané, soit qu'il ait été provoqué, voulu par l'accoucheur.

On conçoit aisément que nombreux doivent être les cas où l'enfant naît dans cet état. Les statistiques le prouvent.

« Nous n'avons pas d'éléments nets d'appréciation, dit Auvard. Il est probable qu'il existe presque autant d'expulsions prématurées (avortements ou accouchements prématurés) que d'accouchements à terme. »

En Allemagne, d'après Osterlen, on rencontrerait un enfant né avant terme sur 19 naissances.

A la Maternité de Paris, le nombre des naissances prématurées est considérable : en 1863, on en a compté 641 sur un total de 1961.

Dans sa leçon d'ouverture, 10 novembre 1891, le professeur

Tarnier, chirurgien-chef de la Maternité de Paris, disait : « Du 1er novembre 1890 au 1er novembre 1891, nous avons eu à la la Maternité 1340 accouchements. Ajoutons à ce nombre 23 jumeaux, nous avons un total de 1363 naissances. Défalquons de ce nombre 25 avortons, 80 morts-nés, 8 enfants embryotomisés; reste alors 1258 enfants amenés vivants, dont 827 à terme, 511 avant terme. Chiffre énorme qu'on ne peut avoir que dans une clinique où sont envoyées les femmes à grossesse accidentée. »

Enfin, M. Puech, chef de clinique d'accouchements et gynécologie à la Faculté de Montpellier, s'exprime ainsi dans son compte rendu pendant l'année scolaire 1891-92 : « Sur ces 114 femmes, nous avons compté 2 avortements et 22 accouchements prématurés. »

Et c'est non seulement dans les hôpitaux qu'on observe des naissances prématurées, mais aussi, quoique en moindre proportion, il est vrai, dans la pratique civile et partout, dans les chaumières comme dans les châteaux, chez le riche comme chez le pauvre. Aussi importe-t-il d'avoir sur la question des notions précises, au point de vue de sa nature comme surtout de son traitement.

D'abord, quelles sont les causes de cette faiblesse congénitale? Elles sont multiples et se confondent pour la plupart avec celles de l'accouchement avant terme, celui-ci ayant pour conséquence celle-là.

Notre but n'est pas de les rappeler toutes. Certainement, du côté du père : âge avancé, caducité précoce, maladies, etc. ; comme du côté de l'œuf : altération ou insertions vicieuses du placenta, hydramnios, grossesse gémellaire, etc.; on peut trouver une foule d'influences susceptibles d'affaiblir l'impulsion au développement du produit de la conception et amener ainsi l'état de faiblesse congénitale. Mais nous nous étendrons seulement sur celles qui, à notre avis, interviennent le plus fréquemment et le plus directement pour constituer cet état.

Il est évident que les causes tenant spécialement à la mère sont de beaucoup les plus importantes ; elles exercent leur action durant toute la durée de la grossesse et c'est non seulement sur la grossesse que leur influence fâcheuse se fait sentir, mais aussi sur l'ensemble de l'économie de la femme qu'elles contribuent à appauvrir davantage. Rien d'étonnant dès lors à ce que le produit de la conception en subisse le contre-coup et qu'il naisse dans un état de faiblesse plus ou moins considérable. Une action lente, non interrompue, précipite le terme de la gestation, un travail hâtif et précoce se déclare et, pour nous exprimer ainsi, le fruit est expulsé avant d'être arrivé à maturité.

En premier lieu, nous pouvons citer une hygiène défectueuse, une alimentation insuffisante.

Ne constate-t-on pas en effet que le plus grand nombre d'enfants nés en état de faiblesse congénitale appartiennent à des filles, plus rarement à des femmes mariées, mais toutes se trouvant dans un état de profonde misère. Plusieurs vous diront même qu'elles n'avaient pas de quoi s'alimenter et manquaient du plus strict nécessaire.

Qu'on juge dès lors des dures privations qu'ont à subir ces femmes, elles qui auraient à se nourrir pour deux, et on ne sera point étonné de l'état du produit de leur conception. « Au rapport d'Hoffman, dit Jacquemier, il y eut beaucoup d'avortements et d'accouchements prématurés à Leyde pendant le siège de cette ville. » Villermé a constaté « qu'il y a eu à la suite de la mauvaise récolte de 1816 et pendant la famine moins d'enfants conçus. Parmi les femmes qui devinrent enceintes, il y en eut un grand nombre qui avortaient ou qui accouchaient avant terme. »

A côté du dénûment qui, on le voit, exerce une influence

très fâcheuse sur le développement de l'enfant, il en est d'autres, à peu près dans le même ordre, qui jouent aussi un rôle considérable; nous voulons dire l'excès de fatigue physique, le chagrin, la dépression morale.

On ne saurait douter que chacune de ces influences ne provoque dans les grandes fonctions (nutrition, innervation, circulation) une perturbation plus ou moins profonde qui se propage et retentit sur la matrice et le produit qu'elle renferme. Et c'est à ces trois causes réunies : insuffisance de nourriture, excès de fatigue, chagrin — à leur association, qu'on est obligé de rapporter souvent l'état de faiblesse congénitale.

Sur la même ligne, et peut-être même avec plus de fréquence, interviennent les maladies chroniques et tous les états cachectiques (tuberculose, cancer, rachitisme, intoxications syphilitique, alcoolique, saturnine, etc). L'organisme de la mère est fortement affaibli, débilité : de ce fait il lui est difficile de mener sa grossesse à bonne fin, l'expulsion est prématurée et l'enfant, s'il naît viable, offre tous les caractères de la faiblesse congénitale.

Une mention spéciale pour le rachitisme (observ. II), la tuberculose (observ. III) et la syphilis, qui sont les trois facteurs avec lesquels on doive le plus compter.

Le rachitisme, à cause des rétrécissements qu'il produit dans le bassin, et, en général, toutes les pelviviciations, obligeront l'accoucheur à provoquer l'expulsion, alors que l'enfant n'aura, suivant les cas, que 6 mois, 6 mois 1/2, 7 mois, 7 mois 1/2, 8 mois, 8 mois 1/2. A des degrés divers, ces enfants seront atteints de faiblesse congénitale. Il s'agira de les sauver et de les faire vivre.

Pour la tuberculose, il est rare sans doute de trouver un enfant né d'une mère tuberculeuse, tuberculeux lui-même à sa naissance, que celle-ci ait lieu avant terme ou non. Notre observation III (autopsie) nous en donne encore un exemple.

Mais ce que l'on sait très bien, c'est qu'ils naissent bien malingres et bien chétifs. A plus forte raison leur vitalité sera-t-elle bien moindre encore s'ils viennent trop tôt, avant que leurs organes aient pu parcourir toutes les phases de l'évolution intra-utérine.

Quant à la syphilis, elle complique en général la grossesse en ce qui concerne la mère. « Sur 53 femmes syphilitiques en état de grossesse, admises à Lourcine, nous dit Fournier, 28 seulement sont arrivées à terme et 25 (25, remarquez bien ce chiffre, près de la moitié), ont accouché prématurément ou avorté » ; mais elle est encore bien plus grave pour l'enfant.

« Dans certains cas, dit encore Fournier, les enfants naissent vivants mais remarquables par leur débilité native. Ils viennent au monde petits, singulièrement chétifs et malingres, pauvrement constitués, ridés et comme ratatinés, « vieillots » d'aspect, suivant l'expression consacrée. On dirait de petits vieillards en miniature, avec une peau trop large pour les contenir sur divers points. »

Combien donc encore plus faibles et plus vieillots doivent être ceux qui naissent avant terme !

En second lieu, les traumatismes de toute nature, génitaux et extra-génitaux, les voyages et les longues marches (observ. I), et en général tout ébranlement moral, toute vive émotion, comme la colère et la frayeur, peuvent être une cause de faiblesse congénitale, en amenant l'expulsion prématurée de l'œuf, que leur action se fasse sentir soit sur la fibre musculaire de l'utérus, soit sur son innervation ou sa circulation.

Ajoutons aux influences qui précèdent diverses maladies aigues intercurrentes (variole, scarlatine, fièvre typhoïde, choléra, etc.) ; divers états locaux utérins et péri-utérins (congestion, métrite, hémorragie, tumeurs, etc.), enfin l'âge, alors que l'évolution génitale est encore incomplète, comme au début de l'instauration menstruelle, ou au contraire commence à se dégrader, comme au moment de la ménopause, et nous aurons le tableau à peu près complet des causes les plus générales et les plus communes qui interviennent pour constituer l'état de faiblesse congénitale.

CHAPITRE II

SYMPTOMES ET DIAGNOSTIC

A quels caractères, à quels signes, nous sera-t-il facile de reconnaître la faiblesse congénitale? C'est ce que nous allons essayer de bien préciser.

Mais, auparavant, ils est une question à élucider.

Certains fœtus expulsés prématurément peuvent être assez gros et à première vue, on ne les croirait pas atteints de faiblesse congénitale; cependant, on s'aperçoit que, leurs organes étant incomplètement formés, ils respirent mal et ne peuvent guère s'alimenter. D'autres, au contraire, restés plus longtemps dans la cavité utérine, sont plus malingres, plus chétifs que les précédents, mais leurs organes étant plus développés, ils respirent mieux et peuvent bien mieux digérer. Aussi importe-t-il dans tous les cas de bien fixer l'âge du produit de la conception et la durée de la grossesse.

Les points de repère habituellement choisis pour évaluer cette dernière sont : 1° l'époque du coït fécondant ; 2° la dernière apparition des règles ; 3° le moment où la femme perçoit les premiers mouvements actifs du fœtus.

Relativement à la première de ces données, il est assez difficile de l'établir et on le comprend aisément. Cependant le plus grand nombre d'accouchements se produirait dans l'espèce humaine, 271,4 jours après le coït fécondant — moyenne de Schrœder — ; 272,3, d'après la moyenne de Ravn.

Si on se reporte aux dernières règles de la mère pour prendre le terme de la grossesse, la moyenne est de 270 à 280 jours.

Au sujet de l'époque où la mère a senti remuer son enfant pour la première fois, les renseignements que l'on recueille sont d'ordinaire trop vagues pour qu'on puisse y attacher de l'importance.

Pour nous, la notion de la dernière époque menstruelle est la plus précieuse et la plus importante à connaître. Et quoique l'on sache manifestement que, assez fréquemment, les menstrues continuent pendant la grossesse à se montrer à leur heure, c'est en général la meilleure base d'appréciation.

Une fois connue la durée de la grossesse, évidemment l'âge du fœtus le sera aussi, — mais il est d'un grand intérêt en même temps de connaître approximativement les principaux caractères extérieurs qui permettront de diagnostiquer l'âge du produit de la gestation.

Pour la longueur du fœtus, on admet les dimensions suivantes :

Au milieu du 4e mois	20	centimètres.
— 5e —	25	—
— 6e —	30	—
— 7e —	35	—
— 8e —	40	—
— 9e —	45	—
A terme............	50	—

Le diamètre bi-pariétal peut aussi aider à fixer l'âge du fœtus.

A 7 mois il est de 6 cent. et demi à 7 centimètres.

A 7 — et demi 7 — —

A 8 — il est de 8 centimètres.

A 8 — et demi 8 cent. et demi.

A terme il est de 9 centimètres à 9 centimètres et demi.

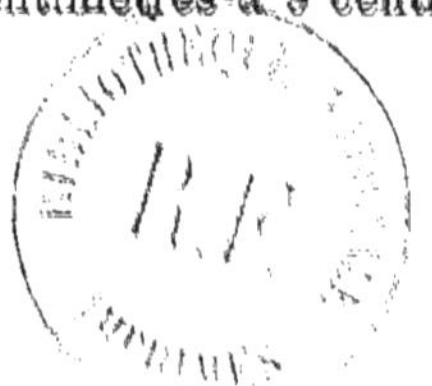

Le poids est aussi d'une grande utilité.

Au commencement du 6e mois	environ	640	grammes.
— 7e	—	1220 à 1250	—
— 8e	—	1600 à 1700	—

A terme, c'est le plus habituellement entre 3000 et 3500 grammes.

« A terme, dit Depaul dans son article « Nouveau-né » du Dictionnaire encyclopédique des sciences médicales, si on consulte les deux tableaux *a* et *b*, comprenant 200 cas que j'ai donnés comme spécimen, on verra que le poids n'est jamais descendu à 2500 grammes, qu'on trouve rarement moins de 3000 grammes et que les chiffres habituels sont entre 3000 et 3500 grammes. »

Enfin, les ongles, chez le fœtus à terme, atteignent l'extrémité des orteils et dépassent celle des doigts.

L'ombilic est bas et rapproché de la symphyse pubienne, ce qui fait que la portion sus-ombilicale — de l'ombilic au sommet — est plus longue que la sous-ombilicale — de l'ombilic à la plante des pieds — de deux ou trois centimètres — mais il est encore bien plus bas chez le prématuré.

Les notions qui précèdent vont nous permettre maintenant de présenter, il nous semble, d'une façon plus nette et plus apparente les caractères inhérents à la faiblesse congénitale.

Une première donnée fondemantale, la plus positive, quoique cependant elle ne soit pas infaillible comme nous l'avons vu précédemment, est celle qui concerne le poids de l'enfant. Son infériorité est d'autant plus accusée, que l'enfant a eu plus à souffrir durant la gestation, ou que celle-ci est moins avancée. Au lieu de se rapprocher de la moyenne habituelle (3250 grammes), il ne pèse en naissant que 2300 grammes, 2000 grames, 1800 grammes, et même 1600 et 1500 grammes, sinon un chiffre inférieur encore comme dans notre observation III, où l'enfant n'arrive qu'à 1460 grammes.

En un mot, leur poids égale à peine les trois quarts, les deux tiers, la moitié, les deux cinquièmes, d'un enfant ordinaire né à terme.

Leur température est aussi inférieure. D'une manière générale, on peut dire que la moyenne des températures prises sur les enfants à terme est de 37,7 à 37,8 (Parrot, 50 enfants), (H. Roger, 33 enfants).

En raison de son moindre volume, celui qui est atteint de faiblesse congénitale devra présenter au refroidissement une surface cutanée plus grande. Par rayonnement, il se produira chez lui une perte plus grande de calorique. De plus, la couche graisseuse sous-cutanée est mauvaise conductrice de la chaleur. Or, on le sait, leur peau molle et transparente est doublée d'une faible couche de tissu cellulo-adipeux. Donc, ils seront bien faiblement protégés contre la déperdition de chaleur. Si encore ils pouvaient produire assez de chaleur pour leur propre compte; mais non, chez eux, les phénomènes d'oxydation sont réduits à leur minimum, très peu d'oxygène est brûlé dans l'intimité de leurs tissus, car leur respiration est lente et incomplète, leurs mouvements sont rares et à peine ébauchés.

Il n'est pas étonnant, dès lors, que l'hypothermie soit un des caractères de la faiblesse congénitale, et que la température de l'enfant né dans ces conditions soit inférieure à 37°, et cela d'autant plus qu'il naît à une époque plus éloignée du terme de la grossesse.

Quant à leurs contractions cardiaques, elles n'offrent rien de bien particulier. Leur nombre serait sensiblement égal à celui que donne Parrot pour les enfants à terme : 121 à 122 à la minute.

L'explication nous en est donnée par les lignes suivantes, empruntées à Guéniot :

« Parmi les organes musculaires, le cœur est assurément

l'un de ceux qui sont le plus aptes à remplir leur office. Il est même le seul qui, chez l'enfant avant terme, réponde d'une façon à peu près complète à sa destination. Les pulsations restent rapides et fortes comme pendant la vie intra-utérine.

Une telle exception n'a rien qui doive étonner. Dès les premiers mois de la conception, le développement hâtif du cœur se trouve en rapport avec l'importance de la fonction qui lui incombe : c'est, en effet, l'organe indispensable de la vie, celui qu'on a qualifié de *primum vivens*. »

A côté de ces caractères, il en est d'autres plus extérieurs et plus visibles, qui permettent à première vue et sans autre notion d'affirmer le diagnostic.

« Chez ces enfants, en effet, nous dit encore Guéniot, les organes sont encore inachevés et les fonctions incomplètes; tout le corps est grêle. La peau, molle et délicate, est d'un rouge vif uniforme; sa transparence laisse voir parfois les vaisseaux sanguins qui les sillonnent. Les cris sans vigueur sont d'ordinaire aigus et monotomes; on dirait un piaulement de jeune poussin. La respiration est faible, peu sensible; le thorax, pour ainsi dire immobile, ne présente que très imparfaitement ces alternatives d'élévation et d'affaissement qui le rendent si manifeste chez l'enfant robuste. Aussi faut-il souvent une réelle attention pour ne la point croire suspendue, et, plus d'une fois, j'ai pu constater à cet égard des méprises qui auraient pu devenir promptement fatales.

» Pourquoi cette faiblesse respiratoire? La raison en est toute simple: c'est que les muscles préposés au jeu de cette fonction ne sont pas assez développés encore pour soulever les côtes, dilater la poitrine et produire une forte inspiration. C'est surtout grâce aux contractions du diaphragme que la fonction s'exécute.....

» L'inertie des muscles extérieurs est frappante, c'est à peine s'ils se contractent et les mouvements des membres sont à la fois rares et sans vigueur. L'enfant, plongé dans une sorte de torpeur, n'a pas même la force de teter. Les muscles de la paroi buccale, ceux de la langue et du voile du palais semblent insuffisants pour opérer la succion; la déglutition elle-même est souvent languissante, fait singulièrement grave, puisque la continuation de la vie n'est possible que par l'accomplissement régulier de cet acte physiologique. »

En résumé, la faiblesse congénitale n'entraîne pas seulement une faiblesse générale, mais aussi une faiblesse de chaque organe, de chaque fonction et de chaque muscle en particulier. Ces enfants semblent être la caricature des enfants nés à terme en parfait état de santé. Tout en eux est incomplet, tout est affaibli, tout fonctionne mal.

Aussi ne sera-t-on pas étonné lorsque, dans le chapitre suivant, nous parlerons des diverses complications qui accompagnent le plus souvent cet état et en rendent d'autant plus sombre le pronostic.

CHAPITRE III

ÉVOLUTION

La faiblesse congénitale a une marche, une durée et une terminaison variables suivant les circonstances. Il importe au praticien de faire la part de chacune d'elles et de bien considérer sous quelles influences peut être modifié cet état.

1° *Age.* — L'âge a une influence incontestable. Il est évident que, lorsque le produit de la conception naîtra à six mois ou six mois et demi, il aura besoin de soins encore plus délicats et plus minutieux que s'il avait prolongé son séjour dans la cavité intra-utérine jusqu'à sept mois, sept mois et demi ou huit mois. Son état de faiblesse et d'engourdissement seront tels qu'il sera bien difficile à sa faible organisation de s'adapter au milieu nouveau dans lequel il sera jeté.

2° *Poids.* — Dans le même ordre d'idées, on ne peut disconvenir du rôle joué par le poids de naissance. Celui dont le poids atteint à peine 1,500 ou 1,600 grammes offrira une résistance vitale bien moins grande que celui qui viendra avec 2,300 ou 2,500 grammes. Ses organes seront encore plus incomplets et ses fonctions lui permettront, dans une bien plus faible mesure encore, de lutter contre sa faiblesse.

3° *Influences atmosphériques.*— On connaît l'influence fâcheuse que peuvent exercer sur l'organisme des nouveau-nés, une température trop élevée ou un froid trop rigoureux. La période des chaleurs, en favorisant le développement rapide de microorganismes dans le lait, donnerait lieu à une épidémie d'affections surtout gastro-intestinales. De là, l'élévation si considérable dans le taux de la mortalité infantile à cette époque de l'année. Certainement l'enfant né en état de faiblesse congénitale a besoin de plus de chaleur qu'un autre né à terme et bien portant, et par tous les moyens on cherche à la lui procurer ; mais il n'en est pas moins vrai qu'étant exposé, tout comme l'autre, et plus encore, aux mêmes affections, il deviendra nécessaire en l'espèce de bien surveiller et de bien conduire son alimentation.

Mais c'est le froid surtout dont les mauvais effets seront encore exagérés par l'état de faiblesse congénitale. C'est contre lui surtout que l'on a à lutter en toute saison ; si l'enfant naît au milieu d'une période très rigoureuse, il lui sera d'autant plus funeste.

4° *Influences du milieu.* — Les chances de vie ou de mort seront variables encore suivant les conditions de milieu ou d'existence dans lesquelles les enfants se trouveront placés. Si, dès les premiers jours, ils ne reçoivent tous les soins qu'exige leur état, ils dépérissent et sont infailliblement condamnés à une mort certaine. Les causes de cette issue fatale sont la pauvreté en première ligne, la misère, puis l'inexpérience et trop souvent aussi, malheureusement, la mauvaise volonté.

C'est pourquoi la faiblesse congénitale entre pour une aussi large part dans les statistiques établissant la mortalité des nouveau-nés. D'après M. Devilliers, elle occuperait le deuxième rang, par ordre de fréquence, dans les grandes causes morbides de la mortalité enfantine.

A la Maternité de Munich, 70 °/₀ des enfants nés dans l'état de faiblesse congénitale sont morts dans les quarante-huit heures.

Le docteur Bouchaud a noté, dans une thèse, qu'à la Maternité de Paris, sur 641 enfants issus de couches prématurées, 205 avaient succombé pendant les huit ou quinze premiers jours

Si, au contraire, ils appartiennent à des familles riches ou tout au moins capables de leur prodiguer les soins spéciaux que requiert leur état de faiblesse, ou bien seulement à des mères consciencieuses, expertes, dociles aux instructions qu'on leur donne, souvent alors, on parvient à les faire vivre et bientôt même leur développement rapide efface les imperfections qui résultaient de leur faiblesse native. Bref, les conditions les plus favorables étant réunies autour de l'enfant, l'embonpoint ne tardera pas à venir, la vitalité, l'intelligence, le développement physique suivront aussi une marche ascendante et, dès lors, plein de vie, il ne portera plus aucun indice de sa faiblesse originelle. C'est surtout grâce à la balance, au moyen de pesées souvent répétées, qu'on pourra se rendre compte de l'état de l'enfant.

Les exemples de ce genre ne manquent pas. Pour n'en citer qu'un qu'on nous permette de reproduire l'observation suivante rapportée par Guéniot :

« Je reçus à sa naissance, avenue de l'Impératrice, une petite fille qui ne comptait que sept mois et demi à sept mois vingt jours de conception. Elle offrait au plus haut degré la plupart des signes caractérisant la faiblesse congénitale. Son poids était de 1660 grammes ; sa peau, d'un rouge vif, offrait une minceur et une délicatesse extrêmes.

» Une nourrice de choix lui fut immédiatement donnée : la femme préposée aux soins et à la surveillance était une femme experte, consciencieuse, docile à mes instructions.

» Bref, les conditions les plus favorables purent être réunies autour de l'enfant. Eh bien ! cette petite fille si chétive, dont l'existence était si fragile qu'il semblait qu'on tentât l'impossible en cherchant à la lui conserver, cette petite fille, dis-je, commença à croître dès les premiers jour de sa naissance et son progrès fut tellement considérable que six mois plus tard elle avait atteint le poids de 6 kil. 240 grammes.

» Voici d'ailleurs, d'après les pesées qui furent pratiquées une fois tous les sept jours, comment cette petite fille progressa en poids pendant les six premiers mois. Dans le cours de la première semaine, elle augmenta en moyenne de 8 grammes par jour ; dans la deuxième semaine, de 14 grammes par jour ; dans la troisième, de 17 gr. et demi par jour; dans la quatrième, 27 gr. et demi ; dans la cinquième, de 29 grammes, et dans la sixième, de 30 grammes par jour.

» Le poids s'élevait alors à 2,561 grammes ; l'enfant avait atteint l'âge de neuf mois de conception, c'est-à-dire l'époque du terme normal de la grossesse.

» Dans la septième semaine, l'acquisition quotidienne fut du 33 gr. et demi ; dans la huitième semaine, de 37 grammes; dans la neuvième, de 35 grammes ; dans la dixième, de 26 grammes ; dans la onzième, de 20 grammes: dans la dou. zième, de 24 grammes, et, dans la treizième, de 21 grammes

» La petite fille était alors âgée de trois mois, à compter depuis sa naissance, et son poids atteignait 3 kilogr. 952 gr. Dans le cours du quatrième mois, elle gagna 583 grammes ; pendant le cinquième, 762 grammes ; et enfin, dans le dixième mois, elle acquit jusqu'à 963 grammes, c'est-à-dire en moyenne 32 grammes par jour. (A cet âge, six mois, elle pesait 6 kil. 240 grammes.) »

Ainsi, on voit ce que peuvent sur un enfant faible, des soins bien administrés. Mais il faut bien savoir qu'il est des cas où malgré tout, malgré la vigilance la mieux soignée et la mieux entendue, l'enfant ne peut vivre et est emporté par une affection quelconque. Et ce sont les complications dont nous allons maintenant nous occuper, qui rendent surtout incertaine la persistance de la vie chez ces petits êtres. On ne saurait trop redoubler encore, si possible, de soins et de surveillance, si l'on veut espérer d'en atténuer les funestes effets.

COMPLICATIONS

Si l'on réfléchit à ce que présente d'étonnant le passage brusque de la vie intra-utérine à la vie utérine, on voit combien sont profonds les changements qui s'opèrent dans toutes les grandes fonctions.

1° En effet, dans le sein de la mère, l'enfant se nourrit d'une manière incessante, il absorbe sans discontinuité, sans relâche, les matériaux tout préparés que lui apporte le sang maternel; il n'a aucun effort à faire pour se les procurer pas plus que pour se les rendre assimilables. Aussi son estomac est-il inactif et les glandes annexées au tube digestif sont-elles, à l'exception du foie, presque complètement inertes.

2° Le milieu où il baigne et dont il partage la température, se trouve à 38°, et cela, d'une façon à peu près constante.

Les poumons ne se dilatent pas, les yeux et les oreilles sont fermés, la plupart des organes sommeillent.

Et tout à coup, ces mêmes organes sont appelés dans un milieu nouveau : il se trouve transporté dans une atmosphère dont la température sera inférieure de 15 à 20°, et quelquefois plus à celle du liquide amniotique. De plus, il aura à prendre et à digérer sa nourriture lui-même. En un mot son organisme aura à approprier son mode de fonctionnement aux conditions particulières de la vie extérieure.

Pour l'enfant dont l'organisme est arrivé à maturité, une

telle révolution peut s'accomplir sans secousse et sans danger. Mais pour celui qui naît six semaines, deux mois ou trois mois avant terme, combien sont autres les conditions! Ses fonctions sont mal établies et ses organes inaptes à remplir le rôle qui leur est dévolu. De là, l'origine des divers accidents qui compliquent l'état de faiblesse congénitale et lui impriment évidemment un cachet de gravité considérable.

Sans insister sur l'état de mort apparente qui se présente assez souvent chez eux, dû à ce que leur respiration ne peut s'établir ou se faire avec assez d'ampleur pour permettre à l'air de pénétrer dans leurs poumons ; nous voulons surtout parler du sclérême (observation II), de l'ictère et de la cyanose (observation III).

« Le sclérême s'observe surtout chez les enfants chétifs, malingres, mal nourris, nés avant terme; de préférence chez les garçons et dans la saison froide. » Chez eux, nous l'avons vu, la respiration se fait mal, l'ampliation pulmonaire est incomplète ; l'hématose insuffisante, d'où ralentissement de la circulation et refroidissement. Des coagulations se font comme dans tous les états cachectiques, et ainsi le sclérême ne pourrait-il pas être constitué ?

L'ictère reconnaît aussi comme une de ses principales causes la faiblesse congénitale et l'explication suivante qu'en donne notre maître M. Baumel, professeur agrégé à la Faculté de médecine de Montpellier, nous paraîtrait, dans l'espèce, pouvoir s'appliquer à sa pathogénie : l'enfant respirant mal, son thorax est pour ainsi dire immobile et l'ampliation pulmonaire peu considérable. Par suite de l'immobilisation relative du poumon, se produit celle des côtes correspondantes, celle même du diaphragme. Or le foie, que M. Baumel compare à une éponge sanguine et biliaire, n'est plus pressé, exprimé à tout moment par les mouvements normaux du diaphragme, et, la bile, stagnant dans les voies biliaires, pénètrerait par résorption dans le torrent circulatoire, d'où l'ictère.

Quant à la cyanose, outre l'influence incontestable du refroidissement, elle s'explique par la gêne considérable de la circulation. Les contractions du cœur plus faibles, tout comme le refroidissement périphérique amènent la formation de caillots, le sang stagne et la coloration violacée, bleuâtre, se produit, coloration marquée surtout aux extrémites, parceque là encore, plus qu'ailleurs, la stase est facile.

CHAPITRE IV

TRAITEMENT

Dans la première partie de ce travail, nous avons vu en quoi consistait la faiblesse congénitale et combien était grave cet état. Il nous reste maintenant à indiquer les moyens de e combattre. Nous verrons que, surtout depuis la vulgarisation des nouvelles méthodes et grâce à des soins minutieux et ininterrompus, les résultats obtenus sont des plus satisfaisants ; et, comme le dit Tarnier, on est arrivé à confondre l'époque de la viabilité au point de vue clinique avec l'époque de la viabilité légale : 6 mois.

Hâtons-nous de dire que les moyens pharmaceutiques, les médicaments, sont ici de bien faible valeur. Régulariser les fonctions, développer les organes par une bonne distribution de tout ce qui peut y concourir, en un mot, faire de l'hygiène avant tout et de l'hygiène bien conduite, telle est l'énigme pour combattre les funestes effets de la faiblesse congénitale.

Les dispositions pour y arriver peuvent être groupées sous trois chefs :

Alimentation ;
Chaleur et aération;
Propreté.

1° ALIMENTATION

De par leur état, le travail nutritif chez ces petits êtres est profondément troublé ; et, si on n'y prend garde, l'athrepsie va survenir avec ses graves conséquences. C'est en réglementant soi-même et à tous les instants leur alimentation qu'on pourra parvenir à enrayer le mal.

a) Allaitement. — Il est évident qu'on doit recourir ici, comme du reste chez les enfants à terme et bien portants, au lait, au lait exclusivement et au lait de femme.

Dans tous les cas, on le sait, l'allaitement maternel est supérieur à tout autre, et, qu'on nous permette de dire à ce sujet, que c'est un devoir sacré pour une mère de nourrir son enfant, toutes les fois qu'elle le peut, et qu'elle ne saurait s'y soustraire sans encourir les plus graves responsabilités. Ici cependant une nourrice est nécessaire, du moins pendant les deux ou trois premiers jours après la naissance, car la mère n'est pas alors en état de suffire aux besoins de l'enfant, et la vie de ce dernier est déjà si compromise, si atteinte, qu'on ne saurait perdre un instant. On la choisira donc saine, richement pourvue, experte et consciencieuse. Sans doute, il est difficile de satisfaire à toutes ces conditions, mais enfin on cherchera à s'en rapprocher autant qu'il se peut.

Mais, nous savons que la faiblesse congénitale entraîne non seulement une faiblesse générale, mais aussi une faiblesse de chaque organe, de chaque muscle en particulier. Le buccinateur et les autres muscles de la succion et de la déglutition n'échappent pas à cette faiblesse extrême. L'enfant éprouvera donc de grandes difficultés pour opérer les succions, et, s'il y réussit, seront-elles assez fortes pour entraîner la montée du lait?

On n'a pas à craindre que l'enfant ne sache pas ou n'ait pas l'instinct de teter, car, de tous les instincts qu'il apporte en naissant, celui-ci est certainement le plus développé ; mais dans le cas spécial qui nous occupe, il tette d'une façon particulière. C'est pourquoi les détails qui suivent indiquant la manière d'agir en pareille occurrence, tout puérils qu'ils semblent, nous paraissent d'une importance capitale.

D'abord, pour favoriser la succion, il est nécessaire que le mamelon soit saillant, bien formé, plutôt petit que gros; qu'il n'offre aucune induration du tissu et qu'il permette au lait de sourdre à la moindre pression. Il faut enfoncer carrément le sein dans la bouche de l'enfant, de façon à lui exprimer en quelque sorte le lait. Ne pas craindre de l'étouffer en l'enfonçant, mais le placer de façon à ce qu'il puisse le saisir facilement, et se traire légèrement dans sa bouche, afin de l'obliger à faire quelques mouvements de déglutition. De la sorte, mis pour ainsi dire en avant-goût, il tette, fait deux ou trois efforts, puis s'arrête. La nourrice doit alors s'armer de patience, insister, et laisser longtemps l'enfant au sein, car il suce bien peu à la fois, et bientôt celui-ci recommencera.

Ce moyen excellent est le plus souvent efficace. On s'en assure au moyen de la balance, en pratiquant la pesée avant et après chaque tétée.

A défaut, si l'on ne peut d'aucune manière recourir à l'allaitement naturel, on donne la préférence à l'allaitement artificiel, avec le lait d'ânesse pur donné au biberon ou mieux à la cuiller, ou bien avec un mélange de lait de vache bouilli en vase clos au bain-marie, additionné de trois quarts d'eau et d'un dixième de sucre de lait.

Il importe maintenant de savoir que la quantité de lait à administrer quotidiennement doit être très minime, si l'on ne veut surcharger l'estomac de l'enfant et provoquer des troubles gastriques qui auraient les conséquences les plus graves.

Le Dr Bouchaud, après un grand nombre d'expériences entourées des précautions les plus minutieuses, a trouvé que les enfants de moyen volume à terme, absorbaient en moyenne 30 grammes le premier jour, 150 le deuxième, 450 le troisième. La proportion augmente ensuite faiblement et la quantité de lait ingérée chaque jour oscille pendant le premier mois entre 500 et 600 grammes, pendant le second entre 600 et 700.

Parrot aurait trouvé des quantités moindres encore : 20 grammes le premier jour, 100 le deuxième, 300 le quatrième et au bout de deux mois, il n'ingérerait pas plus de 460 grammes de lait par jour.

A plus forte raison l'enfant qui naît prématurément, avec un corps chétif, des organes inachevés et un estomac dont la capacité dépasse à peine celle d'une coquille de noix, devra-t-il nécessairement exiger beaucoup moins encore, 200 ou 300 grammes d'aliments pour chaque jour de la première semaine leur suffisent.

Ingérer peu est donc une condition indispensable, mais il est pour eux une autre nécessité non moins impérieuse par rapport au fonctionnement régulier de leurs organes respectifs. Ils mettent un temps très long pour s'alimenter, car ils sucent peu à la fois. Il faudra donc *souvent* leur donner le sein ou la cuiller, afin qu'ils puissent se soutenir par une action lente et continue.

Chez les enfants bien portants, on peut fixer à deux heures environ l'espace de temps nécessaire entre deux tetées consécutives pendant le jour, à quatre heures pendant la nuit. Ici, pour la durée du jour l'intervalle ne devra pas dépasser une heure, une heure et demie au plus, et, pendant la nuit, il sera bon d'en fixer la répétition à peu près toutes les trois heures, dût-on même éveiller l'enfant.

En résumé, *prendre peu, mais souvent,* tel est l'état que

l'on doit s'efforcer d'obtenir. C'est le seul qui réponde à l'hygiène spéciale que réclame la faiblesse congénitale.

Évidemment, suivant l'état de progrès du nourrisson, et, à mesure qu'il se développera et perdra de sa faiblesse originelle, les quantités de lait seront progressivement augmentées, ainsi que l'intervalle qui sépare chaque repas.

On ne saurait trop recommander avec insistance l'emploi de tous ces moyens, il faut répéter chaque jour aux personnes qui entourent l'enfant qu'ils sont indispensables, et surtout, autant que possible. On devra tout voir, tout réglementer et s'assurer par un examen direct que les prescriptions sont bien suivies.

b) Gavage. — Quand, malgré tous les efforts, l'enfant boit mal, avale mal, rejette en grande partie le lait qu'on lui présente, l'alimentation par l'allaitement devient insuffisante et l'enfant dépérit. C'est dans ces conditions que l'on peut avoir recours au gavage.

Cette opération est décrite pour la première fois dans l'*Union médicale* du 22 janvier 1852, par Marchand (de Charenton). Après lui, elle aurait été pratiquée en 1860, à l'Hôtel-Dieu de Paris, par Legroux; en Italie, en 1861, par Rizzoli; en 1865, par Fabbri, et en 1870, par Belluzi (de Bologne).

Mais c'est le professeur Tarnier surtout qui l'a vulgarisé et en a obtenu de très heureux résultats. Le docteur Berthod le décrit et l'apprécie dans sa thèse.

L'appareil de gavage pour les enfants se compose tout simplement d'une sonde uréthrale en caoutchouc n° 14 de la filière Charrière, que l'on rencontre chez tous les pharmaciens. On peut pratiquer les injections de lait à l'aide d'une seringue en verre, ou bien ajuster à la sonde une cupule en verre, connue sous le nom de « bout de sein artificiel du

Dr Bailly. » Collin a aussi construit un appareil spécial : la sonde est surmontée d'un entonnoir en verre gradué, dans lequel on verse directement le lait.

Voici comment on procède :

L'enfant est tenu dans une direction oblique de haut en bas, la tête dans l'extension, de manière à ouvrir le plus possible l'angle formé par la rencontre de l'axe de la cavité buccale, et de celui de l'œsophage. On fait glisser sur la langue la sonde préalablement enduite d'un peu de glycérine neutre, on l'introduit dans l'œsophage, et on pousse doucement dans ce canal. Elle ne rencontre aucun obstacle dans ce trajet d'environ 15 centimètres, de l'orifice de la bouche à l'entrée de l'estomac. On verse dans la cupule (ou l'on injecte directement dans la sonde avec la seringue) la quantité de lait tiède, préalablement fixée, qui pénètre dans l'estomac sous l'influence de la pesanteur, et l'on retire rapidement la sonde pour ne point provoquer le rejet de lait par vomissement ou régurgitation.

Il va sans dire qu'on doit appliquer au gavage les mêmes règles décrites ci-dessous. On ne dépassera pas au début 8 à 10 grammes à chaque repas, puis cette quantité sera graduellement augmentée. Il y aura d'abord un repas toutes les heures, puis cette limite sera peu à peu reculée, à mesure que la quantité de lait ingéré sera plus considérable.

Le tube, soigneusement lavé après chaque repas, est rendu aseptique par son séjour habituel dans une solution d'acide borique à 4 pour 100.

Il faut surtout éviter les gavages trop copieux, car, pour les mêmes raisons que nous avons signalées au sujet de l'allaitement, on ne tarderait pas à observer des indigestions, et les enfants succomberaient.

Quand le gavage est bien supporté, le vomissement ne se manifeste pas ; les selles jaunes et bien liées ont le caractère normal de celles des nourrissons bien portants, en un mot l'enfant prend des forces et se développe. A un moment donné, il sera apte à prendre le sein, mais il ne faut pas se hâter de le confier alors à une nourrice, mais pratiquer le gavage mixte, en alternant le mode d'alimentation, et ne délaisser la sonde que plus tard.

Malheureusement, dans les cas accentués de faiblesse congénitale, le gavage n'obvie que dans une bien faible mesure aux inconvénients de l'allaitement. Les organes du gavé ne sont pas plus aptes, en effet, à digérer et à s'assimiler le lait, que ceux de l'alimenté. On verse dans l'estomac directement au lieu de verser dans la bouche, et c'est presque tout. De plus, quoi qu'on en dise, son œsophage, si peu tiraillé qu'il soit, ne peut bien se trouver de l'introduction si fréquente de la sonde. Son indication en somme est unique : l'enfant, pour une cause quelconque, ne peut nullement déglutir ; il n'a pas la force de faire progresser le lait de sa bouche jusque dans l'estomac, et l'on craint de le suffoquer, si l'on insiste.

2° CHALEUR

L'alimentation est de tous points appropriée aux besoins de l'enfant, mais cela est loin de suffire.

Pendant la vie intra-utérine, nous l'avons vu, l'enfant, au point de vue de sa nutrition, mais aussi surtout de sa température, est dans des conditions spéciales qui, à sa naissance, deviendront d'autant plus défectueuses qu'il naîtra plus prématurément.

Le refroidissement, la tendance à l'hypothermie, voilà l'ennemi, et nos efforts resteraient infructueux, si on ne mettait le plus grand soin et la plus grande vigilance à lui procurer le degré de chaleur qui lui est nécessaire.

Aussi bien n'a-t-on pas oublié que la source de chaleur que l'enfant renferme en lui est tout à fait insuffisante à l'entretien de sa vie. De là, la nécessité, non seulement d'activer et d'accroître en lui la production de calorique, mais aussi d'en emprunter au dehors pour le lui transmettre. Et, comme le dit Guéniot, « il ne suffit pas qu'il ne soit jamais refroidi ; il faut plus, il est nécessaire que constamment il ait chaud ; que la main au contact de ses jambes, de son pied, de son nez, etc., éprouve une sensation de chaleur comparable à celle que détermine un bain tiède. Le nouveau-né atteint de faiblesse congénitale doit être, en un mot, pour ainsi dire *couvé*, *pénétré de chaleur*. C'est à cette condition seulement que la circulation, la respiration et toutes les grandes fonctions peuvent s'exercer dans son frêle organisme. »

Aussi, de tous temps et dans tous les pays, frappés de la facilité remarquable avec laquelle ces enfants se refroidissaient, a-t-on cherché à y porter remède.

On enveloppe leurs troncs et leurs membres dans des feuilles d'ouate bien chauffées et bien adaptées aux diverses régions et on les emmaillote par-dessus. On met une autre couche d'ouate autour de la tête sous le bonnet, laissant seul le visage à découvert. Des boules d'eau chaude sont placées dans l'intérieur du berceau et souvent renouvelées. L'enfant est tenu tout emmailloté sur les genoux de la nourrice, à proximité du foyer, de manière qu'il en reçoive les rayons de chaleur. Enfin ils sont maintenus dans un appartement à température constante, autant que possible, de 25 degrés environ.

De plus, par certaines manœuvres, on cherche à exciter l'enfant, à contracter ses muscles, à mouvoir ses membres, à dilater plus amplement sa poitrine. C'est par le massage qu'on y arrive et voici comment ces manœuvres peuvent être exécutées :

L'enfant est mis à nu dans ses langes déployées ; il repose

sur les genoux d'une personne à proximité du foyer ; l'opérateur, après avoir enduit ses mains d'huile ou de vaseline, les chauffe à la flamme et procède ensuite au massage. Commençant par les extrémités inférieures, il frictionne la plante des pieds, puis comprime entre les deux pouces les tissus, pétrit légèrement les parties molles de la jambe et fait mouvoir en divers sens les articulations. Les frictions, pressions et mouvements articulaires sont ensuite étendus aux cuisses, aux lombes, à la région dorsale et dans les membres supérieurs; l'opérateur ne s'arrêtera seulement que pour chauffer de temps en temps ses mains et rapporter ainsi à l'enfant cette chaleur puisée au foyer.

Ce massage, pratiqué pendant cinq minutes environ, est répété deux ou trois fois dans les vingt-quatre heures. C'est un moyen très propre à réveiller les fonctions languissantes de l'enfant, à le faire sortir de son atonie et de sa torpeur.

Toutes ces précautions, malgré les services rendus, restent insuffisantes dans la plupart des cas. Il est difficile de répartir également la chaleur sur tous les points du corps et ce n'est qu'à grand'peine que la température de l'air que respire l'enfant est maintenue constamment à un degré assez élevé.

L'emploi des couveuses est venu accomplir une véritable révolution.

L'idée première appartient à Denucé (de Bordeaux), qui, en 1854, s'est servi d'un berceau en zinc à double fond et à double paroi entre la cavité desquelles circulait un courant d'eau chaude apportée par un robinet supérieur et sortant par une ouverture inférieure. Le fœtus pour lequel l'appareil fut imaginé avait six mois et vécut sept jours.

Peyraud (de Libourne) proposa, le 5 juillet 1879, une boite à eau chaude à peu près semblable.

Crédé a employé depuis 1866, à la Maternité de Leipzig, une baignoire identique.

L'appareil de Winckel maintenait l'enfant dans un bain prolongé.

Tarnier a eu l'heureuse inspiration, en 1881, de faire construire et d'installer à la Maternité de Paris une couveuse analogue à celle que l'on emploie pour obtenir artificiellement l'éclosion des œufs. Cette idée originale a été féconde en résultats pratiques.

Ce sont des sortes de boîtes dans lesquelles on couche l'enfant et dont le but est de toujours renfermer de l'air, toujours de l'air chaud, toujours de l'air renouvelé.

« Pendant les premières semaines de la vie, dit Auvard, la couveuse *est le meilleur des berceaux*, car, tout en assurant une température constante autour du nouveau-né, elle amène au contact de ses voies respiratoires un air constamment renouvelé, grâce à la ventilation même que produit le fonctionnement de l'appareil. »

Nous ne nous arrêterons pas aux modèles de Tarnier et aux modifications que leur a fait subir Auvard dans la suite, 1883 et 1889. Le docteur Diffre, chef de clinique obstétricale à la Faculté de Montpellier, a, dans le courant de 1890 (avril), proposé un modèle qui présente plusieurs avantages sur la couveuse de Tarnier-Auvard. Il en diffère surtout par son mode de chauffage, grâce auquel on évite l'introduction d'une grande quantité d'air froid dans la chambre chaude de l'enfant et par une disposition telle que, tout en étant plus commode à manier, il peut être nettoyé à fond et le lavage antiseptique en est rendu plus facile et plus efficace.

Mais la meilleure couveuse, jusqu'à ce jour, est sans contredit la couveuse automatique A. Lion, qui vient d'être adoptée à la clinique des enfants, à l'Hôpital Général de Montpellier, service de M. le professeur agrégé Baumel. C'est là que nous l'avons vue.

Pour la description et le fonctionnement, nous renvoyons à

la thèse du docteur Roux, où l'on trouve tout exposé dans ses plus minutieux détails.

Elle règle sa température elle-même automatiquement au moyen d'un régulateur à mercure, et, en même temps, met en branle une sonnerie avertisseur, constituée par un thermomètre métallique, quand la température augmente ou diminue, ce qui doit être tout à fait exceptionnel, d'après le but de l'inventeur, car la température désirée, une fois obtenue, reste constante.

Le chauffage se fait au moyen du gaz, ou à son défaut, au moyen du pétrole. La ventilation est largement assurée et sans relâche, grâce au grand nombre et à la large surface des orifices d'entrée et de sortie de l'air. Pour assurer une certaine quantité d'eau à l'air qui sera respiré, il suffit d'imbiber d'eau, deux ou trois fois dans les vingt-quatre heures, une éponge placée dans l'intérieur et destinée à cet usage. Enfin, le réglage de l'appareil le moyen d'élever ou d'abaisser la température sont faciles, et tout serviteur est capable de l'effectuer.

Dans l'ensemble, on peut dire que cette couveuse répond bien au but de son inventeur. Sans doute la température devrait être constante et à une fixité absolue, ce qui ne serait pas rigoureusement exact d'après les constatations de notre maître, M. Baumel.

Cela peut tenir toutefois, à l'insuffisance de la prise de gaz ou à une fuite existant dans le régulateur ou dans les tubes, qu'il faut toujours surveiller à ce point de vue. Il faut enfin tenir compte de l'état de pression du gaz à un moment donné, ainsi que de l'oblitération par les poussières des orifices, à travers lesquels passe la flamme du brûloir.

De plus, le fonctionnement du thermomètre métallique et de la sonnerie électrique est assez difficile à obtenir. Mais le temps n'est certainement pas éloigné où on arrivera à la perfection.

Quoi qu'il en soit, cette couveuse offre beaucoup d'avantages et répond à de nombreux desiderata, inévitables avec les modèles qui la précédaient.

Par la constance de sa température, la surveillance est réduite au minimum, et l'on n'a plus qu'à s'occuper de la toilette et de l'alimentation de l'enfant tout comme s'il était dans un berceau ordinaire.

Grâce à son mode de chauffage par le pétrole, les services qu'elle rend pourront être appréciés, non seulement dans les villes, mais aussi dans les moindres villages, où sa nécessité est tout autant impérieuse.

Grâce à sa large ventilation, on n'aura pas à craindre que ' air, cet aliment aussi essentiel, ce régénérateur spécial et indispensable du sang, fasse défaut à l'enfant.

A ce sujet, qu'on nous permette d'ouvrir une parenthèse.

Le docteur Bonnaire fit le premier, à la Société obstétricale et gynécologique de Paris, le 14 mai 1891, une communication sur l'emploi de l'oxygène chez les nouveau-nés. C'est sous son inspiration que Mlle C. Landais a fait une thèse très intéressante sur le même sujet (thèse de Paris, 1892, *l'Oxygène des nouveau-nés.*)

D'après l'auteur, les bienfaits de l'oxygène en inhalation sous une pression convenable se feraient sentir toutes les fois que l'appareil respiratoire fonctionne mal, en particulier chez le prématuré qui vient au monde faible et chétif, en un mot, chez l'enfant né en état de faiblesse congénitale. L'oxygène dont on peut se servir soit à l'état gazeux, soit en dissolution, serait utile dans les couveuses maintenues à 30°. De plus, d'après les expériences de l'auteur, l'air de la couveuse serait plus pur que l'air ambiant, et il serait encore purifié par la suroxygénation.

Cependant, les résultats obtenus ne paraîtraient pas très concluants, si l'on s'en rapporte aux courbes mêmes de

Mlle Landais. C'est, dans tous les cas, une question à étudier encore. Aussi ne faisons-nous que la signaler, quoique cependant il paraisse rationnel que l'oxygène puisse être un puissant auxiliaire dans les cas de faiblesse congénitale.

Précautions. — La température de la couveuse variera de 30 à 37 degrés, suivant l'état de faiblesse de l'enfant. Dès qu'il se fortifiera, il est évident qu'on n'aura pas besoin de maintenir la même température, et on la diminuera progressivement de 1° ou de 1° 1/2. Dans d'autres cas, au contraire, il pourra se présenter une complication qui obligera d'élever la température.

La couveuse ne doit pas être place dans un courant d'air, et la température de l'appartement ne devra pas, autant que possible, être inférieure à 20°. Pendant les repas, on refermera la couveuse pour éviter l'abaissement de la température intérieure.

Soins à donner à l'enfant pendant son séjour dans la couveuse. — L'enfant est emmailloté absolument comme dans son berceau. Les vêtements et les langes entretiennent sur ses téguments une température supérieure de 2 à 3 degrés à celle de l'endroit où il est renfermé. On ne l'en sortira que pour le faire teter ou le langer. La nourrice le mettra à côté d'un foyer, et le replacera dans la couveuse de suite après.

Ces soins à administrer aux enfants hors de la couveuse, avaient fait redouter pour eux des refroidissements. On n'observe cependant rien de semblable. J.-W. Edwards donne l'explication de l'innocuité de ces sorties hors de la couveuse : « Après un refroidissement capable de diminuer la production de la chaleur, le séjour, dans une température élevée, favorise le rétablissement de cette faculté, car, en exposant les animaux à de nouveaux refroidissements, leur température baissera d'autant moins vite qu'ils auront été exposés plus longtemps à la chaleur. »

« Il s'ensuit que l'effet de l'application d'une chaleur convenable se prolonge après la cessation de la cause... On voit par là que lorsqu'on est dans le cas d'être souvent exposé à un froid vif, on se dispose mieux à le supporter en se procurant dans les intervalles une forte chaleur. »

Et si, comme nous l'avons dit, on a la précaution de faire placer la nourrice près du foyer, les affections pulmonaires seront-elles encore bien moins à redouter.

Durée du séjour dans la couveuse. — Il variera suivant l'état de l'enfant et les résultats obtenus. Les indications que donnent les enfants eux-mêmes peuvent parfois être utiles. Certains, en devenant plus vigoureux, crient chaque fois qu'on les remet dans l'appareil et se taisent quand on les retire. D'autres fois, après un séjour prolongé dans la couveuse maintenue à 30 ou 32 degrés, ils s'engourdissent et le poids ne progresse plus, quoique l'allaitement ait été rigoureusement observé; il y a alors avantage à abaisser la température progressivement jusqu'à 5 ou 6 degrés, et, pendant les jours qui suivent, on voit leur poids s'accroître régulièrement.

Enfin, quand on jugera suffisante la vigueur du nourrisson, il ne faudra point brusquement supprimer son séjour dans la couveuse. Par une transition judicieusement calculée, en diminuant progressivement la température, on habitue petit à petit le petit être à vivre dans l'air de la chambre ; tous les jours on lui accorde une heure de plus de liberté, au moment le plus chaud de la journée; puis on le laisse 24 ou 48 heures dans la couveuse à la même température que celle de la salle avant de le sortir définitivement. Toutefois, il sera bon de continuer l'usage de l'appareil, encore un certain temps, pendant la nuit, où le refroidissement se produit avec plus de facilité.

Les résultats obtenus par les couveuses sont merveilleux, aussi bien chez les enfants nés avant terme que chez les enfants atteints de maladie. Avec elles, le pronostic de la faiblesse congénitale s'est singulièrement amélioré et on ne compte plus le nombre d'enfants qui ont ainsi été arrachés à la mort. Aussi pensons-nous qu'il est du devoir de l'État et des villes de les généraliser le plus possible. Bien plus, ne saurait-on trop faire pour seconder une œuvre aussi éminemment utile et aussi humanitaire. Et nous voudrions, comme nous l'avons souvent entendu dire à notre maître M. Baumel, qu'il y eût partout des couveuses communales, dont le fonctionnement pourrait être sous la surveillance du médecin inspecteur des enfants. Gratuites pour les indigents, elles pourraient être louées aux autres moyennant rétribution.

3° PROPRETÉ

Enfin, les soins dits de propreté entrent pour une large part dans le traitement de la faiblesse congénitale. Leur importance est par elle-même assez évidente pour que nous nous abstenions d'y insister. D'abord, entretenir la peau dans un état parfait de nettété ; ensuite, soustraire l'enfant à toute atmosphère viciée ; tel est leur but.

Pour satisfaire à cette double indication, on devra souvent démailloter l'enfant et le langer, toujours près d'un foyer. Si la peau est souillée de ses déjections, les surfaces contaminés seront lavées, épongées à l'eau tiède, puis séchées, graissées et poudrées de lycopode ou d'amidon. De temps en temps on pourra même lui donner un bain chaud de trois ou quatre minutes, et à sa sortie, toujours tenu près du foyer, il sera promptement séché, poudré et remis dans la couveuse.

Quant à celle-ci, on écartera d'elle comme de l'appartement toute cause d'infection. Pour ce motif, toutes les fois qu'un enfant a succombé pendant son séjour dans la couveuse ou qu'il a présenté durant le même temps une affection quelconque : ophtalmie purulente, diarrhée verte, etc., et toutes les fois qu'on sortira définitivement l'enfant alors vigoureux, on aura bien soin de faire des lavages et des pulvérisations antiseptiques.

Telles sont les diverses indications que l'on a à remplir dans les cas de faiblesse congénitale. Si on fait exécuter avec rigueur ces diverses pratiques ; si l'enfant est mis à la couveuse le plus tôt possible après sa naissance, si on exécute strictement les préceptes que nous avons tracés relativement à son alimentation et à sa propreté, le plus souvent on verra l'enfant hors de danger et rentrer bientôt dans les conditions ordinaires du nouveau-né bien portant.

Si, par contre, on omet ou on néglige quelqu'une, si minime qu'elle paraisse, des précautions nécessaires, qu'on ne soit pas étonné de voir survenir des conséquences fâcheuses et souvent irrémédiables.

CHAPITRE V

OBSERVATIONS

Nous avons réservé pour la fin de ce travail la relation des trois cas qui nous en ont suggéré l'idée. Leur nombre par trop restreint ne nous permet guère d'en tirer des conclusions, mais, dans leur simplicité, ces observations renferment plus d'un fait intéressant et elles nous aideront à résumer les principaux points qui peuvent se dégager de notre étude.

Observation Première

Eugénie Aigon, née le 21 janvier 1893, à sept mois et demi. — Entrée à la Crèche le 31 janvier; sortie le 14 juin 1893.

Cette observation porte sur l'enfant qui, le premier, fut mis dans la couveuse automatique Lion, apporté sur les conseils du docteur Gilis.

La mère est une primipare. Rien à noter de particulier dans ses antécédents.

Date de l'apparition des dernières règles : premiers jours de juin.

Le 28 janvier, sans incident jusqu'alors, elle arrivait au septième mois et demi de sa grossesse, lorsqu'elle fit un voyage à Castelnau sur une charrette qui la secoua fortement. C'est là, pense-t-elle, la cause de son accouchement prématuré. La nuit suivante, en effet, elle est prise de douleurs très violentes qui ne tardent pas à précipiter le travail, et elle donne le jour à un enfant avant terme, âgé de sept mois et demi.

Le 31 janvier, c'est-à-dire deux jours après sa naissance, on l'apporte à la Crèche, service de M. le professeur agrégé Baumel, et tout prouve bien, en effet, qu'il est né trop tôt.

Il est dans un état de faiblesse extrême. Il est presque froid. Son poids atteint à peine 1958 grammes.

En outre, cet enfant présente une anomalie sexuelle qui fait tout d'abord douter au point de vue de son état civil. Il a un clitoris assez développé, pouvant être pris pour un gland imperforé. L'examen pratiqué quelques jours après son entrée, quand il est réchauffé, permet de voir deux grandes lèvres assez développées et deux petites qui le sont moins.

Dès son arrivée dans le service, il est placé dans la couveuse, à la température de 33°.

Une nourrice lui est aussitôt donnée ; mais il éprouve au début une grande difficulté à prendre le sein. Grâce à la patience et à l'insistance de la nourrice, qui est littéralement obligée de se traire et de faire couler le lait dans sa bouche, il fait quelques efforts de succion et finit enfin par prendre le mamelon.

On ne le sort de la couveuse que pour le faire teter et le langer, toujours près d'un foyer.

2 février. — Poids : 1968 grammes.

On s'aperçoit que son ouraque est encore perméable et qu'il urine par l'ombilic.

5 février. — Poids : 2000 grammes.

8. — — 2100 —

Il n'urine plus par l'ombilic.

Pendant les jours suivants, son poids progresse très peu, il varie de 2000 à 2100 grammes.

20 février. — Poids : 2040 grammes.
5 mars. — — 2200 —
15 — — 2175 —
23 — — 2258 —
1er avril. — — 2530 —
8. — — — 2700 —

Dès lors, l'enfant est peu à peu sorti de la couveuse, suivant les précautions que nous avons déjà indiquées.

17 avril. — Poids : 2795 grammes.
27 — — 2950 —

L'enfant est définitivement sorti de la couveuse. Il a bonne mine, s'est développé et présente un gain de 1 kilogramme sur le poids de sa naissance.

On voit que, depuis son entrée, cette enfant n'a présentée rien de particulier. Son poids a augmenté graduellement, sauf quelques légères rémissions coïncidant avec de légers malaises de la nourrice, notamment du 15 au 20 février.

Elle a en outre plusieurs périodes de constipation (13 avril, 6 mai), combattue avec succès par 30 grammes de sirop de fleurs de pêcher.

Loin de se ressentir de sa sortie de la couveuse, elle va toujours progressant.

2 mai. — Poids : 3000 grammes.
6 — — 2935 —
12 — — 3060 —
18 — — 3220 —
1er juin. — — 3525 —
9 — — — 3625 —
14 — — — 3670 —

Ce jour-là, 14 juin, il quitte le service très bien portant.

Observation II

Jeanjean (Arthur), né le 19 avril 1893, à sept mois et demi environ. Entré à la Crèche le 29 avril. Sorti le 12 juin.

Mère rachitique, sans antécédents spécifiques, chez laquelle, en raison d'un rétrécissement du bassin, M. le professeur Grynfeltt avait cru devoir provoquer l'expulsion prématurée. Le degré du rétrécissement (9 cent. de promonto-sous-pubien) lui avait même fait supposer qu'il lui faudrait peut-être recourir à la symphisétomie, mais il n'en a pas été ainsi : le travail provoqué par la méthode de Krause a été accéléré à la fin par l'introduction dans l'utérus d'un ballon de Champetier de Ribes, et les seules contractions utérines ont suffi à amener l'expulsion d'un enfant né en présentation du sommet, âgé de sept mois et demi environ.

Apparition des dernières règles, vers le 15 août.

Voici, d'après les renseignements recueillis sur la feuille d'observation de la Clinique obstétricale, l'état de l'enfant à sa naissance :

Poids : 2,200 grammes. Aspect général chétif. Cris et respiration s'établissant mal. Flagellations. Flaccidité considérable de tout le corps. Bains froids et chauds alternatifs. Frictions à l'alcool. Enfin l'enfant paraissant encore en état de résolution, on pratique la méthode de Sylvester.

Forme de la tête : très allongée.

Principaux diamètres.	Occipito-frontal. . .	9 centim.
	— mentonnier..	13,5
	— bregmatique	8,5
	Bi-pariétal.	7,4
	Bi-temporal	6,4

Placenta à insertion excentrique pesant 480 grammes.

L'enfant est aussitôt mis dans la couveuse de la Clinique; les cris s'établissent et il commence à pouvoir prendre le sein.

Il est envoyé à la Crèche le 29 avril dans la soirée, dix jours après sa naissance.

Dès son entrée, M. Baumel constate un degré assez marqué de sclérème au lobule du nez et aux membres inférieurs, aux mollets surtout.

Placé le lendemain dans la couveuse Lion à T. 33°, on lui donne une excellente nourrice, mère de famille et très consciencieuse.

1er mai.— T.: matin, 36°7; soir, 37°. Poids : 2,060 grammes.

2. — T.: matin, 38°; soir, 37°. Sclérème moins marqué. Lobule du nez un peu moins dur.

3. — T.: matin, 38°6 ; soir, 37.

L'enfant présente une température du matin plus forte que celle du soir, et on remarque une légère teinte jaunâtre des téguments.

4 — T.: matin, 36°6; soir, 38°. Poids: 1,980 grammes.

6. — Sclérème disparu.

12. — Poids : 2,090 grammes.

18. — Poids : 2,300 grammes.

L'enfant prend bien le sein de la nourrice, mais il pleure dès qu'on le rentre dans la couveuse; il cesse, au contraire, dès qu'on l'en sort pour le langer ou le faire teter. On commence par le laisser près du foyer, de demi-heure à une heure hors de la couveuse et on continue progressivement les jours suivants.

23 mai. — Poids, 2,500 grammes.

27. — Poids: 2,600 grammes.

Un peu de diarrhée verte. M. Baumel recommande à la nourrice, qui a beaucoup de lait, d'espacer un peu plus les tetées.

On sort définitivement l'enfant de la couveuse.

1er juin. — Poids : 2,800 grammes.

La diarrhée a disparu et l'enfant ne se ressent nullement de sa sortie de la couveuse.

8. — Poids : 3,000 grammes.

Le 12 juin, il sort très bien portant et part pour la montagne.

Cet enfant n'avait pas présenté de sclérème à la Clinique d'accouchements. Il serait dû, d'après nous, au refroidissement qu'a dû subir l'enfant dans son transport d'un service dans l'autre. L'influence de la couveuse a été, du reste, comme on devait s'y attendre, des plus heureuses sur cet état.

Observation III

Gallois (Marie), née le 4 mai 1893, âgée de sept mois environ ; entrée à la Crèche le 17 mai ; décédée le 23 mai.

La mère est à sa seconde grossesse — un premier accouchement normal à terme eut lieu le 20 juillet 1889. L'enfant est vivant et bien portant.

Elle est entrée le 25 janvier à l'hôpital Saint-Éloi suburbain, atteinte d'un épanchement pleurétique.

Actuellement on diagnostique facilement une bronchite tuberculeuse ; amaigrissement, sueurs nocturnes.

Elle ne se rappelle pas la date de l'apparition des dernières règles.

L'accouchement a lieu prématurément le 4 mai, à la Clinique obstétricale, où elle était rentrée depuis peu.

L'enfant naît en état d'asphyxie bleue ; frictions à l'alcool et bains chauds et froids alternatifs. Insufflation avec le tube Depaul. La respiration s'établit au bout de dix minutes environ.

D'après la longueur du corps et les diamètres de la tête on calcule que l'enfant est à la fin du septième mois.

Longueur	totale	0,41
—	du sommet à l'ombilic. . . .	0,28
—	de l'ombilic aux talons. . . .	0,13
Diamètres	occipito-frontal.	8,9
	— mentonnier . .	10,5
	— bregmatique . .	7,6
	Bipariétal.	7,6
	Bitemporal.	5,8

Cet enfant reste dans le service de M. le professeur Grynfeltt quinze jours environ. Il est impossible de le faire teter et on est obligé de le nourrir à la cuiller.

Poids à la naissance.	1460	grammes
Poids le 13 mai	1360	—

Le 17 mai, il entre à la Crèche et on le met aussitôt dans la couveuse automatique. N'ayant pas de nourrice disponible, on ne peut essayer de le faire teter et on continue l'alimenter à la cuiller.

De fréquents lavages à l'eau boriquée (4 pour 100) sont faits pour une conjonctivite purulente assez intense avec laquelle il était entré — deux cautérisations par jour au nitrate d'argent à un cinquantième.

Le 19 mai, cet enfant dépérit toujours : il lui est impossible de prendre. De plus, nous dit la sœur, il avait par moment des convulsions et devenait tout bleu. On trouve, en effet, une coloration violacée depuis les orteils jusqu'aux genoux et de l'extrémité des doigts aux coudes; les lèvres sont aussi légèrement cyanosées.

Le 21 mai, on prie une nourrice de lui donner le sein et cet enfant tette, malgré toutes les prévisions. Malheureusement c'était trop tard, et il succombe le 23 mai, à deux heures du matin.

AUTOPSIE. — Rien de particulier aux poumons, qui sont très perméables et surnagent quand on les plonge dans l'eau.

Au cœur, persistance du trou de Botal assez considérable pour admettre l'introduction du manche d'un scalpel.

Dans l'oreillette droite, se trouve un caillot fibrineux qui l'obstrue presque complètement.

Pas de rétrécissement de l'artère pulmonaire.

Le foie très volumineux, d'aspect brun noirâtre, est gorgé de sang. La vésicule biliaire est remplie sans être distendue.

La rate est également volumineuse et remplie de sang qui s'écoule en abondance à la coupe.

La vessie est distendue par l'urine.

Cette observation est intéressante à deux points de vue :

1° Comment expliquer cet état de cyanose périphérique ? Par la persistance du trou de Botal sans doute, mais, avec elle, on peut ne pas voir se produire la maladie bleue, la valvule étant suffisante dans certains cas pour empêcher le passage du sang d'une cavité dans l'autre, les premiers jours de la naissance.

Le caillot fibrineux constaté dans l'oreille droite en est surtout la cause principale. Grâce à ce caillot, amené lui-même par l'état de faiblesse congénitale, il y avait là, à un moment donné, une gêne considérable de la circulation et ainsi se produisait cette coloration bleue, plus marquée aux extrémités parce que la stase y est plus facile ;

2° D'un autre côté, si, dès la première heure, on avait pu donner une nourrice à cet enfant et s'il avait pu prendre le sein, n'est-il pas permis de penser qu'on aurait pu le sauver ?

CONCLUSIONS

La faiblesse congénitale est le plus souvent la conséquence d'une naissance prématurée.

Elle est facilement reconnaissable à certains caractères dont les plus importants sont un poids bien inférieur à la normale ; une résistance vitale bien faible ; des organes inachevés et des fonctions incomplètes et mal établies.

Son diagnostic est aisé, mais l'on devra toujours chercher à déterminer exactement l'âge de l'enfant et la nature de la faiblesse congénitale.

Sa marche est variable suivant l'âge de la conception, le poids de la naissance et les conditions de milieu dans lesquelles l'enfant se trouve placé.

Les complications les plus fréquentes sont avec la Broncho-pneumonie, la Cyanose, la Sclérème, l'Ictère et l'état de mort apparente.

Le pronostic est en rapport direct avec le degré de faiblesse congénitale.

Le traitement consiste surtout : 1° en un allaitement autant que possible naturel, dont la direction devra être de tous les instants. On n'aura recours au gavage que si l'allaitement est absolument impossible ; 2° en l'application de la couveuse, milieu artificiel destiné à continuer pendant un certain temps le milieu normal dont l'enfant a été expulsé prématurément ou dans un état trop grand de débilité congénitale. Peut-être est-il permis de fonder des espérances sur l'emploi de l'oxygène ; 3° en des soins de propreté minutieux.

La mortalité des enfants nés avant terme est encore accrue

d'après nous, plus encore par le défaut des soins que nous avons longuement indiqués que par l'état de faiblesse congénitale lui-même. Aussi serions-nous, avec M. Baumel, partisan de couveuses communales, à condition toutefois qu'on puisse en assurer la direction scientifique.

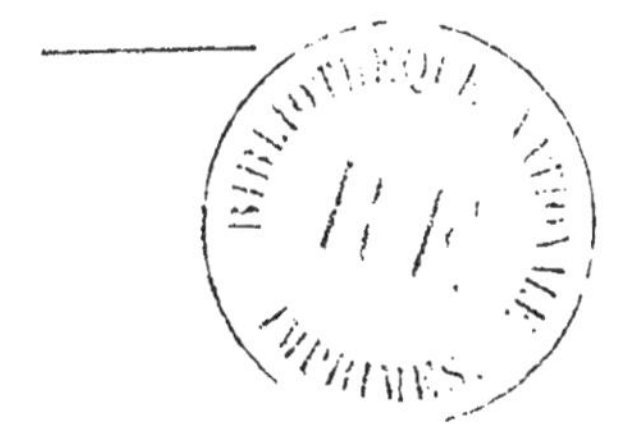

INDEX BIBLIOGRAPHIQUE

AUVARD. — Traité pratique d'accouchements, 1890. Travaux d'obstétrique. De la couveuse pour enfants (Archives de tocologie, 1883-89-90.

L. BAUMEL. — Leçons cliniques sur les maladies des enfants, 1893. (Ictère des nouveau-nés, p. 97. Sclérème, p. 195).

P. BERTHOD. — La couveuse et le gavage à la Maternité de Paris (Th. de Paris, 1887).

J.-W. EDWARDS. — De l'influence des agents physiques sur la vie. Paris, 1884.

DEPAUL. — Dictionnaire encyclopédique des sciences médicales, 2me série, tome XIII, article : « Nouveau-né ».

FOURNIER. — Leçons sur la syphilis chez la femme, 1873.

GUÉNIOT.— Gazette des hôpitaux, 1872, nos du 17 décembre et 19 décembre 1873 ; nos du 27 février et 20 mars.

PARROT. — Clinique des nouveau-nés (L'athrepsie. Paris, 1877).

P. PUECH. — Nouveau Montpellier médical (Supplément du 1er janvier 1893.

H. ROGER. — Recherches cliniques sur les maladies de l'enfance, Paris, 1877. Étude du pouls et de la température à l'état normal.

J. ROUVIER. — Précis d'hygiène de la première enfance. Paris, 1893.

J. ROUX. — Étude sur l'élevage artificiel des enfants nés avant terme, ou nés à terme, mais faibles (Th. de Montpellier, 1892).

TARNIER. — Discours d'ouverture (Gazette des hôpitaux, 17 novembre 1891).

TARNIER et P. BUDIN. — Traité de l'art des accouchements, 1886, tome II, p. 475 et suivantes.

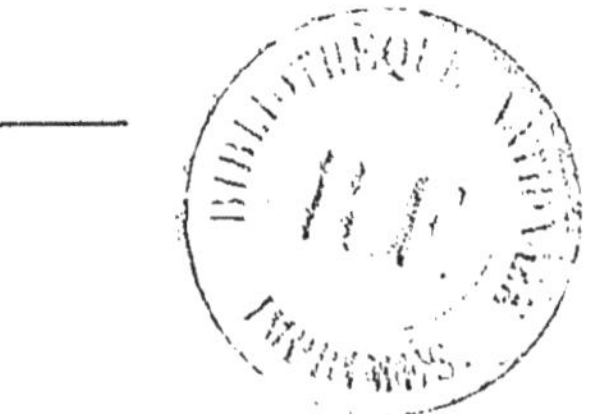

133

www.ingramcontent.com/pod-product-compliance
Ingram Content Group UK Ltd.
Pitfield, Milton Keynes, MK11 3LW, UK
UKHW012256240726
13966UKWH00004B/1442